Données personnelles

Nom _____

Téléphone _____

Adresse _____

En cas d'urgence veuillez contacter

Nom _____

Téléphone _____

Adresse _____

Contacts essentiels

Docteur _____

Pharmacie _____

Clinique _____

Dentiste _____

Nom _____	**Nom** _____
Portable _____	**Portable** _____
Travail _____	**Travail** _____
Domicile _____	**Domicile** _____
Courriel _____	**Courriel** _____
Autres _____	**Autres** _____

Notes

_____

_____

_____

_____

_____

>

Mois : ....

Année ....

Date	Heure	Pression sanguine SYS / DIA	Fréquence cardiaque	Fréquence respiratoire	Niveau d'oxygène	Sucre dans le sang	Température °C / °F	Poids	Notes
	○ am. ○ pm.	|				Pre○ Post○ GAJ	/		
Notes									
	○ am. ○ pm.	|				Pre○ Post○ GAJ	/		
Notes									
	○ am. ○ pm.	|				Pre○ Post○ GAJ	/		
Notes									
	○ am. ○ pm.	|				Pre○ Post○ GAJ	/		
Notes									
	○ am. ○ pm.	|				Pre○ Post○ GAJ	/		
Notes									
	○ am. ○ pm.	|				Pre○ Post○ GAJ	/		
Notes									
	○ am. ○ pm.	|				Pre○ Post○ GAJ	/		
Notes									
	○ am. ○ pm.	|				Pre○ Post○ GAJ	/		
Notes									
	○ am. ○ pm.	|				Pre○ Post○ GAJ	/		
Notes									
	○ am. ○ pm.	|				Pre○ Post○ GAJ	/		
Notes									
	○ am. ○ pm.	|				Pre○ Post○ GAJ	/		
Notes									
	○ am. ○ pm.	|				Pre○ Post○ GAJ	/		
Notes									
	○ am. ○ pm.	|				○Pre○ Post○ GAJ	/		
Notes									
	○ am. ○ pm.	|				Pre○ Post○ GAJ	/		
Notes									
	○ am. ○ pm.	|				Pre○ Post○ GAJ	/		
Notes									
	○ am. ○ pm.	|				Pre○ Post○ GAJ	/		

> ....

Mois : ....

Année ....

Date	Heure	Pression sanguine SYS / DIA	Fréquence cardiaque	Fréquence respiratoire	Niveau d'oxygène	Sucre dans le sang	Température °C / °F	Poids	Notes
	am. pm.	/				Pre Post GAJ	/		
Notes									
	am. pm.	/				Pre Post GAJ	/		
Notes									
	am. pm.	/				Pre Post GAJ	/		
Notes									
	am. pm.	/				Pre Post GAJ	/		
Notes									
	am. pm.	/				Pre Post GAJ	/		
Notes									
	am. pm.	/				Pre Post GAJ	/		
Notes									
	am. pm.	/				Pre Post GAJ	/		
Notes									
	am. pm.	/				Pre Post GAJ	/		
Notes									
	am. pm.	/				Pre Post GAJ	/		
Notes									
	am. pm.	/				Pre Post GAJ	/		
Notes									
	am. pm.	/				Pre Post GAJ	/		
Notes									
	am. pm.	/				Pre Post GAJ	/		
Notes									
	am. pm.	/				Pre Post GAJ	/		
Notes									
	am. pm.	/				Pre Post GAJ	/		
Notes									
	am. pm.	/				Pre Post GAJ	/		
Notes									
	am. pm.	/				Pre Post GAJ	/		

>

Mois ....
Année ....

Date	Heure	Pression sanguine SYS / DIA	Fréquence cardiaque	Fréquence respiratoire	Niveau d'oxygène	Sucre dans le sang	Température °C / °F	Poids	Notes
	○am. ○pm.					○Pre ○Post GAJ			
Notes									
	○am. ○pm.					○Pre ○Post GAJ			
Notes									
	○am. ○pm.					○Pre ○Post GAJ			
Notes									
	○am. ○pm.					○Pre ○Post GAJ			
Notes									
	○am. ○pm.					○Pre ○Post GAJ			
Notes									
	○am. ○pm.					○Pre ○Post GAJ			
Notes									
	○am. ○pm.					○Pre ○Post GAJ			
Notes									
	○am. ○pm.					○Pre ○Post GAJ			
Notes									
	○am. ○pm.					○Pre ○Post GAJ			
Notes									
	○am. ○pm.					○Pre ○Post GAJ			
Notes									
	○am. ○pm.					○Pre ○Post GAJ			
Notes									
	○am. ○pm.					○Pre ○Post GAJ			
Notes									
	○am. ○pm.					○Pre ○Post GAJ			
Notes									
	○am. ○pm.					○Pre ○Post GAJ			
Notes									
	○am. ○pm.					○Pre ○Post GAJ			
Notes									
	○am. ○pm.					○Pre ○Post GAJ			

>
....

Mois : ....
Année ....

Date	Heure	Pression sanguine SYS / DIA	/	Fréquence cardiaque	/	Fréquence respiratoire	/	Niveau d'oxygène	Sucre dans le sang	/	Température °C / °F	/	Poids	Notes
	am. pm.								Pre Post GAJ					
Notes														
	am. pm.								Pre Post GAJ					
Notes														
	am. pm.								Pre Post GAJ					
Notes														
	am. pm.								Pre Post GAJ					
Notes														
	am. pm.								Pre Post GAJ					
Notes														
	am. pm.								Pre Post GAJ					
Notes														
	am. pm.								Pre Post GAJ					
Notes														
	am. pm.								Pre Post GAJ					
Notes														
	am. pm.								Pre Post GAJ					
Notes														
	am. pm.								Pre Post GAJ					
Notes														
	am. pm.								Pre Post GAJ					
Notes														
	am. pm.								Pre Post GAJ					
Notes														
	am. pm.								Pre Post GAJ					
Notes														
	am. pm.								Pre Post GAJ					
Notes														
	am. pm.								Pre Post GAJ					
Notes														
	am. pm.								Pre Post GAJ					

>

Mois : ....
Année ....

Date	Heure	Pression sanguine			Fréquence cardiaque	Fréquence respiratoire	Niveau d'oxygène	Sucre dans le sang		Température	Poids	Notes
		SYS	/	DIA	/	/	/	/	°C / °F	/		
	○ am. ○ pm.							○ Pre ○ Post ○ GAJ				
Notes												
	○ am. ○ pm.							○ Pre ○ Post ○ GAJ				
Notes												
	○ am. ○ pm.							○ Pre ○ Post ○ GAJ				
Notes												
	○ am. ○ pm.							○ Pre ○ Post ○ GAJ				
Notes												
	○ am. ○ pm.							○ Pre ○ Post ○ GAJ				
Notes												
	○ am. ○ pm.							○ Pre ○ Post ○ GAJ				
Notes												
	○ am. ○ pm.							○ Pre ○ Post ○ GAJ				
Notes												
	○ am. ○ pm.							○ Pre ○ Post ○ GAJ				
Notes												
	○ am. ○ pm.							○ Pre ○ Post ○ GAJ				
Notes												
	○ am. ○ pm.							○ Pre ○ Post ○ GAJ				
Notes												
	○ am. ○ pm.							○ Pre ○ Post ○ GAJ				
Notes												
	○ am. ○ pm.							○ Pre ○ Post ○ GAJ				
Notes												
	○ am. ○ pm.							○ Pre ○ Post ○ GAJ				
Notes												
	○ am. ○ pm.							○ Pre ○ Post ○ GAJ				
Notes												
	○ am. ○ pm.							○ Pre ○ Post ○ GAJ				
Notes												
	○ am. ○ pm.							○ Pre ○ Post ○ GAJ				

> ....

Mois : ....
Année ....

Date	Heure	Pression sanguine SYS / DIA	Fréquence cardiaque	Fréquence respiratoire	Niveau d'oxygène	Sucre dans le sang	Température °C/°F	Poids	Notes
	○ am. ○ pm.					Pre Post GAJ			
Notes									
	○ am. ○ pm.					Pre Post GAJ			
Notes									
	○ am. ○ pm.					Pre Post GAJ			
Notes									
	○ am. ○ pm.					Pre Post GAJ			
Notes									
	○ am. ○ pm.					Pre Post GAJ			
Notes									
	○ am. ○ pm.					Pre Post GAJ			
Notes									
	○ am. ○ pm.					Pre Post GAJ			
Notes									
	○ am. ○ pm.					Pre Post GAJ			
Notes									
	○ am. ○ pm.					Pre Post GAJ			
Notes									
	○ am. ○ pm.					Pre Post GAJ			
Notes									
	○ am. ○ pm.					Pre Post GAJ			
Notes									
	○ am. ○ pm.					Pre Post GAJ			
Notes									
	○ am. ○ pm.					○ Pre Post GAJ			
Notes									
	○ am. ○ pm.					○ Pre Post GAJ			
Notes									
	○ am. ○ pm.					○ Pre Post GAJ			
Notes									
	am. pm.					Pre Post GAJ			

Informations sur les médicaments

Date	Médicament	Notes

Informations sur les médicaments

Date	Médicament	Notes

Informations sur les médicaments

Date	Médicament	Notes

Informations sur les médicaments

Date	Médicament	Notes

Informations sur les médicaments

Date	Médicament	Notes

Notes

Notes

Notes

Notes

Notes

Notes

> ....

Mois : ....
Année ....

Date	Heure	Pression sanguine SYS / DIA	Fréquence cardiaque /	Fréquence respiratoire /	Niveau d'oxygène	Sucre dans le sang /	Température °C / °F	Poids /	Notes
	○am. ○pm.					Pre Post GAJ			
Notes									
	○am. ○pm.					Pre Post GAJ			
Notes									
	○am. ○pm.					Pre Post GAJ			
Notes									
	○am. ○pm.					Pre Post GAJ			
Notes									
	○am. ○pm.					Pre Post GAJ			
Notes									
	○am. ○pm.					Pre Post GAJ			
Notes									
	○am. ○pm.					Pre Post GAJ			
Notes									
	○am. ○pm.					Pre Post GAJ			
Notes									
	○am. ○pm.					Pre Post GAJ			
Notes									
	○am. ○pm.					Pre Post GAJ			
Notes									
	○am. ○pm.					Pre Post GAJ			
Notes									
	○am. ○pm.					Pre Post GAJ			
Notes									
	○am. ○pm.					Pre Post GAJ			
Notes									
	○am. ○pm.					Pre Post GAJ			
Notes									
	○am. ○pm.					Pre Post GAJ			

> ....

Mois : ....
Année ....

Date	Heure	Pression sanguine SYS / DIA			Fréquence cardiaque /	Fréquence respiratoire /	Niveau d'oxygène /	Sucre dans le sang /	Température °C / F /	Poids	Notes
	○ am. ○ pm.							○ Pre ○ Post ○ GAJ			
Notes											
	○ am. ○ pm.							○ Pre ○ Post ○ GAJ			
Notes											
	○ am. ○ pm.							○ Pre ○ Post ○ GAJ			
Notes											
	○ am. ○ pm.							○ Pre ○ Post ○ GAJ			
Notes											
	○ am. ○ pm.							○ Pre ○ Post ○ GAJ			
Notes											
	○ am. ○ pm.							○ Pre ○ Post ○ GAJ			
Notes											
	○ am. ○ pm.							○ Pre ○ Post ○ GAJ			
Notes											
	○ am. ○ pm.							○ Pre ○ Post ○ GAJ			
Notes											
	○ am. ○ pm.							○ Pre ○ Post ○ GAJ			
Notes											
	○ am. ○ pm.							○ Pre ○ Post ○ GAJ			
Notes											
	○ am. ○ pm.							○ Pre ○ Post ○ GAJ			
Notes											
	○ am. ○ pm.							○ Pre ○ Post ○ GAJ			
Notes											
	○ am. ○ pm.							○ Pre ○ Post ○ GAJ			
Notes											
	○ am. ○ pm.							○ Pre ○ Post ○ GAJ			
Notes											
	○ am. ○ pm.							○ Pre ○ Post ○ GAJ			
Notes											
	○ am. ○ pm.							○ Pre ○ Post ○ GAJ			

\>
....

Mois :.....................
Année.....................

Date	Heure	Pression sanguine SYS / DIA	Fréquence cardiaque /	Fréquence respiratoire /	Niveau d'oxygène /	Sucre dans le sang /	Température °C / °F	Poids /	Notes
	○am. ○pm.					Pre Post GAJ			
Notes									
	○am. ○pm.					Pre Post GAJ			
Notes									
	○am. ○pm.					Pre Post GAJ			
Notes									
	○am. ○pm.					Pre Post GAJ			
Notes									
	○am. ○pm.					Pre Post GAJ			
Notes									
	○am. ○pm.					Pre Post GAJ			
Notes									
	○am. ○pm.					Pre Post GAJ			
Notes									
	○am. ○pm.					Pre Post GAJ			
Notes									
	○am. ○pm.					Pre Post GAJ			
Notes									
	○am. ○pm.					Pre Post GAJ			
Notes									
	○am. ○pm.					Pre Post GAJ			
Notes									
	○am. ○pm.					Pre Post GAJ			
Notes									
	○am. ○pm.					Pre Post GAJ			
Notes									
	○am. ○pm.					Pre Post GAJ			
Notes									
	○am. ○pm.					Pre Post GAJ			

>
....

Mois : ....
Année ....

Date	Heure	SYS / DIA	Pression sanguine	Fréquence cardiaque	Fréquence respiratoire	Niveau d'oxygène	Sucre dans le sang	Température °C/F /	Poids	Notes
	○am. ○pm.						Pre ○Post ○GAJ			
Notes										
	○am. ○pm.						Pre ○Post ○GAJ			
Notes										
	○am. ○pm.						Pre ○Post ○GAJ			
Notes										
	○am. ○pm.						Pre ○Post ○GAJ			
Notes										
	○am. ○pm.						Pre ○Post ○GAJ			
Notes										
	○am. ○pm.						Pre ○Post ○GAJ			
Notes										
	○am. ○pm.						Pre ○Post ○GAJ			
Notes										
	○am. ○pm.						Pre ○Post ○GAJ			
Notes										
	○am. ○pm.						Pre ○Post ○GAJ			
Notes										
	○am. ○pm.						Pre ○Post ○GAJ			
Notes										
	○am. ○pm.						Pre ○Post ○GAJ			
Notes										
	○am. ○pm.						Pre ○Post ○GAJ			
Notes										
	○am. ○pm.						○Pre ○Post ○GAJ			
Notes										
	○am. ○pm.						○Pre ○Post ○GAJ			
Notes										
	○am. ○pm.						Pre ○Post ○GAJ			
Notes										
	○am. ○pm.						Pre ○Post ○GAJ			

> ....

Mois : ....
Année ....

Date	Heure	Pression sanguine SYS / DIA		Fréquence cardiaque /	Fréquence respiratoire /	Niveau d'oxygène /	Sucre dans le sang /	Température °C/°F /	Poids	Notes
	○ am. ○ pm.		|				Pre Post GAJ			
Notes										
	○ am. ○ pm.		|				Pre Post GAJ			
Notes										
	○ am. ○ pm.		|				Pre Post GAJ			
Notes										
	○ am. ○ pm.		|				Pre Post GAJ			
Notes										
	○ am. ○ pm.		|				Pre Post GAJ			
Notes										
	am. ○ pm.		|				Pre Post GAJ			
Notes										
	am. ○ pm.		|				Pre Post GAJ			
Notes										
	am. ○ pm.		|				Pre Post GAJ			
Notes										
	am. ○ pm.		|				Pre Post GAJ			
Notes										
	am. ○ pm.		|				Pre Post GAJ			
Notes										
	am. ○ pm.		|				Pre Post GAJ			
Notes										
	am. ○ pm.		|				Pre Post GAJ			
Notes										
	am. ○ pm.		|				Pre Post GAJ			
Notes										
	am. ○ pm.		|				Pre Post GAJ			
Notes										
	am. ○ pm.		|				Pre Post GAJ			

> ....

Mois : ....
Année ....

Date	Heure	Pression sanguine SYS / DIA	Fréquence cardiaque	Fréquence respiratoire	Niveau d'oxygène	Sucre dans le sang	Température °C / F	Poids	Notes
	○am. ○pm.	/				○Pre ○Post ○GAJ	/		
Notes									
	○am. ○pm.	/				○Pre ○Post ○GAJ	/		
Notes									
	○am. ○pm.	/				○Pre ○Post ○GAJ	/		
Notes									
	○am. ○pm.	/				○Pre ○Post ○GAJ	/		
Notes									
	○am. ○pm.	/				○Pre ○Post ○GAJ	/		
Notes									
	○am. ○pm.	/				○Pre ○Post ○GAJ	/		
Notes									
	○am. ○pm.	/				○Pre ○Post ○GAJ	/		
Notes									
	○am. ○pm.	/				○Pre ○Post ○GAJ	/		
Notes									
	○am. ○pm.	/				○Pre ○Post ○GAJ	/		
Notes									
	○am. ○pm.	/				○Pre ○Post ○GAJ	/		
Notes									
	○am. ○pm.	/				○Pre ○Post ○GAJ	/		
Notes									
	○am. ○pm.	/				○Pre ○Post ○GAJ	/		
Notes									
	○am. ○pm.	/				○Pre ○Post ○GAJ	/		
Notes									
	○am. ○pm.	/				○Pre ○Post ○GAJ	/		
Notes									
	○am. ○pm.	/				○Pre ○Post ○GAJ	/		
Notes									
	○am. ○pm.	/				○Pre ○Post ○GAJ	/		

Informations sur les médicaments

Date	Médicament	Notes

Informations sur les médicaments

Date	Médicament	Notes

Informations sur les médicaments

Date	Médicament	Notes

Informations sur les médicaments

Date	Médicament	Notes

Informations sur les médicaments

Date	Médicament	Notes

Notes

Notes

Notes

Notes

Notes

> ....

Mois : ....
Année ....

Date	Heure	Pression sanguine SYS / DIA	Fréquence cardiaque /	Fréquence respiratoire /	Niveau d'oxygène	Sucre dans le sang	Température °C/°F /	Poids	Notes
	am. pm.	|				Pre Post GAJ			
Notes									
	am. pm.	|				Pre Post GAJ			
Notes									
	am. pm.	|				Pre Post GAJ			
Notes									
	am. pm.	|				Pre Post GAJ			
Notes									
	am. pm.	|				Pre Post GAJ			
Notes									
	am. pm.	|				Pre Post GAJ			
Notes									
	am. pm.	|				Pre Post GAJ			
Notes									
	am. pm.	|				Pre Post GAJ			
Notes									
	am. pm.	|				Pre Post GAJ			
Notes									
	am. pm.	|				Pre Post GAJ			
Notes									
	am. pm.	|				Pre Post GAJ			
Notes									
	am. pm.	|				Pre Post GAJ			
Notes									
	am. pm.	|				Pre Post GAJ			
Notes									
	am. pm.	|				Pre Post GAJ			
Notes									
	am. pm.	|				Pre Post GAJ			
Notes									
	am. pm.	|				Pre Post GAJ			

>
....

Mois : ....
Année ....

Date	Heure	SYS / DIA (Pression sanguine)	Fréquence cardiaque	Fréquence respiratoire	Niveau d'oxygène	Sucre dans le sang	Température °C / °F	Poids	Notes
	○ am. ○ pm.					○ Pre ○ Post ○ GAJ			
Notes									
	○ am. ○ pm.					○ Pre ○ Post ○ GAJ			
Notes									
	○ am. ○ pm.					○ Pre ○ Post ○ GAJ			
Notes									
	○ am. ○ pm.					○ Pre ○ Post ○ GAJ			
Notes									
	○ am. ○ pm.					○ Pre ○ Post ○ GAJ			
Notes									
	○ am. ○ pm.					○ Pre ○ Post ○ GAJ			
Notes									
	○ am. ○ pm.					○ Pre ○ Post ○ GAJ			
Notes									
	○ am. ○ pm.					○ Pre ○ Post ○ GAJ			
Notes									
	○ am. ○ pm.					○ Pre ○ Post ○ GAJ			
Notes									
	○ am. ○ pm.					○ Pre ○ Post ○ GAJ			
Notes									
	○ am. ○ pm.					○ Pre ○ Post ○ GAJ			
Notes									
	○ am. ○ pm.					○ Pre ○ Post ○ GAJ			
Notes									
	○ am. ○ pm.					○ Pre ○ Post ○ GAJ			
Notes									
	○ am. ○ pm.					○ Pre ○ Post ○ GAJ			
Notes									
	○ am. ○ pm.					○ Pre ○ Post ○ GAJ			
Notes									
	○ am. ○ pm.					○ Pre ○ Post ○ GAJ			

>
....

Mois : ....
Année ....

Date	Heure	Pression sanguine SYS / DIA	/ Fréquence cardiaque	/ Fréquence respiratoire	/ Niveau d'oxygène	Sucre dans le sang /	Température °C / °F	/ Poids	Notes
	○ am. ○ pm.					Pre ○ Post GAJ			
Notes									
	○ am. ○ pm.					Pre ○ Post GAJ			
Notes									
	○ am. ○ pm.					Pre ○ Post GAJ			
Notes									
	○ am. ○ pm.					Pre ○ Post GAJ			
Notes									
	○ am. ○ pm.					Pre ○ Post GAJ			
Notes									
	○ am. ○ pm.					Pre ○ Post GAJ			
Notes									
	○ am. ○ pm.					Pre ○ Post GAJ			
Notes									
	○ am. ○ pm.					Pre ○ Post GAJ			
Notes									
	○ am. ○ pm.					Pre ○ Post GAJ			
Notes									
	○ am. ○ pm.					Pre ○ Post GAJ			
Notes									
	○ am. ○ pm.					Pre ○ Post GAJ			
Notes									
	○ am. ○ pm.					Pre ○ Post GAJ			
Notes									
	○ am. ○ pm.					Pre ○ Post GAJ			
Notes									
	○ am. ○ pm.					Pre ○ Post GAJ			
Notes									
	○ am. ○ pm.					Pre ○ Post GAJ			
Notes									
	○ am. ○ pm.					Pre ○ Post GAJ			

> ....

Mois : ....
Année ....

Date	Heure	Pression sanguine SYS / DIA	Fréquence cardiaque	Fréquence respiratoire	Niveau d'oxygène	Sucre dans le sang	Température °C / °F	Poids	Notes
	○ am. ○ pm.					○ Pre ○ Post ○ GAJ			
Notes									
	○ am. ○ pm.					○ Pre ○ Post ○ GAJ			
Notes									
	○ am. ○ pm.					○ Pre ○ Post ○ GAJ			
Notes									
	○ am. ○ pm.					○ Pre ○ Post ○ GAJ			
Notes									
	○ am. ○ pm.					○ Pre ○ Post ○ GAJ			
Notes									
	○ am. ○ pm.					○ Pre ○ Post ○ GAJ			
Notes									
	○ am. ○ pm.					○ Pre ○ Post ○ GAJ			
Notes									
	○ am. ○ pm.					○ Pre ○ Post ○ GAJ			
Notes									
	○ am. ○ pm.					○ Pre ○ Post ○ GAJ			
Notes									
	○ am. ○ pm.					○ Pre ○ Post ○ GAJ			
Notes									
	○ am. ○ pm.					○ Pre ○ Post ○ GAJ			
Notes									
	○ am. ○ pm.					○ Pre ○ Post ○ GAJ			
Notes									
	○ am. ○ pm.					○ Pre ○ Post ○ GAJ			
Notes									
	○ am. ○ pm.					○ Pre ○ Post ○ GAJ			
Notes									
	○ am. ○ pm.					○ Pre ○ Post ○ GAJ			
Notes									
	○ am. ○ pm.					○ Pre ○ Post ○ GAJ			

> ....

Mois :.........................
Année.........................

Date	Heure	Pression sanguine SYS / DIA	/	Fréquence cardiaque	Fréquence respiratoire	Niveau d'oxygène	Sucre dans le sang	Température °C/°F	/	Poids	Notes
	○ am. ○ pm.						Pre Post GAJ				
Notes											
	○ am. ○ pm.						Pre Post GAJ				
Notes											
	○ am. ○ pm.						Pre Post GAJ				
Notes											
	○ am. ○ pm.						Pre Post GAJ				
Notes											
	○ am. ○ pm.						Pre Post GAJ				
Notes											
	○ am. ○ pm.						Pre Post GAJ				
Notes											
	○ am. ○ pm.						Pre Post GAJ				
Notes											
	○ am. ○ pm.						Pre Post GAJ				
Notes											
	○ am. ○ pm.						Pre Post GAJ				
Notes											
	○ am. ○ pm.						Pre Post GAJ				
Notes											
	○ am. ○ pm.						Pre Post GAJ				
Notes											
	○ am. ○ pm.						Pre Post GAJ				
Notes											
	○ am. ○ pm.						Pre Post GAJ				
Notes											
	○ am. ○ pm.						Pre Post GAJ				
Notes											
	○ am. ○ pm.						Pre Post GAJ				
Notes											
	○ am. ○ pm.						Pre Post GAJ				

>
....

Mois : ....
Année ....

Date	Heure	SYS / DIA	Pression sanguine	Fréquence cardiaque	Fréquence respiratoire	Niveau d'oxygène	Sucre dans le sang	Température °C/°F	Poids	Notes
	○am. ○pm.						○Pre ○Post ○GAJ			
Notes										
	○am. ○pm.						○Pre ○Post ○GAJ			
Notes										
	○am. ○pm.						○Pre ○Post ○GAJ			
Notes										
	○am. ○pm.						○Pre ○Post ○GAJ			
Notes										
	○am. ○pm.						○Pre ○Post ○GAJ			
Notes										
	○am. ○pm.						○Pre ○Post ○GAJ			
Notes										
	○am. ○pm.						○Pre ○Post ○GAJ			
Notes										
	○am. ○pm.						○Pre ○Post ○GAJ			
Notes										
	○am. ○pm.						○Pre ○Post ○GAJ			
Notes										
	○am. ○pm.						○Pre ○Post ○GAJ			
Notes										
	○am. ○pm.						○Pre ○Post ○GAJ			
Notes										
	○am. ○pm.						○Pre ○Post ○GAJ			
Notes										
	○am. ○pm.						○Pre ○Post ○GAJ			
Notes										
	○am. ○pm.						○Pre ○Post ○GAJ			
Notes										
	○am. ○pm.						○Pre ○Post ○GAJ			

Informations sur les médicaments

Date	Médicament	Notes

Informations sur les médicaments

Date	Médicament	Notes

Informations sur les médicaments

Date	Médicament	Notes

Informations sur les médicaments

Date	Médicament	Notes

Informations sur les médicaments

Date	Médicament	Notes

Notes

Notes

Notes

Notes

Notes

> ....

Mois : ....
Année ....

Date	Heure	Pression sanguine SYS / DIA	Fréquence cardiaque	Fréquence respiratoire	Niveau d'oxygène	Sucre dans le sang	Température °C / °F	Poids	Notes
	am. pm.	/				Pre Post GAJ	/		
Notes									
	am. pm.	/				Pre Post GAJ	/		
Notes									
	am. pm.	/				Pre Post GAJ	/		
Notes									
	am. pm.	/				Pre Post GAJ	/		
Notes									
	am. pm.	/				Pre Post GAJ	/		
Notes									
	am. pm.	/				Pre Post GAJ	/		
Notes									
	am. pm.	/				Pre Post GAJ	/		
Notes									
	am. pm.	/				Pre Post GAJ	/		
Notes									
	am. pm.	/				Pre Post GAJ	/		
Notes									
	am. pm.	/				Pre Post GAJ	/		
Notes									
	am. pm.	/				Pre Post GAJ	/		
Notes									
	am. pm.	/				Pre Post GAJ	/		
Notes									
	am. pm.	/				Pre Post GAJ	/		
Notes									
	am. pm.	/				Pre Post GAJ	/		
Notes									
	am. pm.	/				Pre Post GAJ	/		
Notes									
	am. pm.	/				Pre Post GAJ	/		

>

....

Mois : ....
Année ....

Date	Heure	Pression sanguine SYS / DIA	Fréquence cardiaque /	Fréquence respiratoire /	Niveau d'oxygène /	Sucre dans le sang /	Température °C / °F /	Poids	Notes
	○ am. ○ pm.					○ Pre ○ Post ○ GAJ			
Notes									
	○ am. ○ pm.					○ Pre ○ Post ○ GAJ			
Notes									
	○ am. ○ pm.					○ Pre ○ Post ○ GAJ			
Notes									
	○ am. ○ pm.					○ Pre ○ Post ○ GAJ			
Notes									
	○ am. ○ pm.					○ Pre ○ Post ○ GAJ			
Notes									
	○ am. ○ pm.					○ Pre ○ Post ○ GAJ			
Notes									
	○ am. ○ pm.					○ Pre ○ Post ○ GAJ			
Notes									
	○ am. ○ pm.					○ Pre ○ Post ○ GAJ			
Notes									
	○ am. ○ pm.					○ Pre ○ Post ○ GAJ			
Notes									
	○ am. ○ pm.					○ Pre ○ Post ○ GAJ			
Notes									
	○ am. ○ pm.					○ Pre ○ Post ○ GAJ			
Notes									
	○ am. ○ pm.					○ Pre ○ Post ○ GAJ			
Notes									
	○ am. ○ pm.					○ Pre ○ Post ○ GAJ			
Notes									
	○ am. ○ pm.					○ Pre ○ Post ○ GAJ			
Notes									
	○ am. ○ pm.					○ Pre ○ Post ○ GAJ			
Notes									
	○ am. ○ pm.					○ Pre ○ Post ○ GAJ			

>
....

Mois : ....
Année ....

Date	Heure	Pression sanguine SYS / DIA	Fréquence cardiaque	Fréquence respiratoire	Niveau d'oxygène	Sucre dans le sang	Température °C/°F	Poids	Notes
	am. pm.					Pre Post GAJ			
Notes									
	am. pm.					Pre Post GAJ			
Notes									
	am. pm.					Pre Post GAJ			
Notes									
	am. pm.					Pre Post GAJ			
Notes									
	am. pm.					Pre Post GAJ			
Notes									
	am. pm.					Pre Post GAJ			
Notes									
	am. pm.					Pre Post GAJ			
Notes									
	am. pm.					Pre Post GAJ			
Notes									
	am. pm.					Pre Post GAJ			
Notes									
	am. pm.					Pre Post GAJ			
Notes									
	am. pm.					Pre Post GAJ			
Notes									
	am. pm.					Pre Post GAJ			
Notes									
	am. pm.					Pre Post GAJ			
Notes									
	am. pm.					Pre Post GAJ			
Notes									
	am. pm.					Pre Post GAJ			
Notes									
	am. pm.					Pre Post GAJ			

> ....

Mois : ....
Année ....

Date	Heure	Pression sanguine SYS / DIA	Fréquence cardiaque /	Fréquence respiratoire /	Niveau d'oxygène /	Sucre dans le sang	°C / °F	Température / Poids	Notes
	○am. ○pm.					○Pre ○Post ○GAJ			
Notes									
	○am. ○pm.					○Pre ○Post ○GAJ			
Notes									
	○am. ○pm.					○Pre ○Post ○GAJ			
Notes									
	○am. ○pm.					○Pre ○Post ○GAJ			
Notes									
	○am. ○pm.					○Pre ○Post ○GAJ			
Notes									
	○am. ○pm.					○Pre ○Post ○GAJ			
Notes									
	○am. ○pm.					○Pre ○Post ○GAJ			
Notes									
	○am. ○pm.					○Pre ○Post ○GAJ			
Notes									
	○am. ○pm.					○Pre ○Post ○GAJ			
Notes									
	○am. ○pm.					○Pre ○Post ○GAJ			
Notes									
	○am. ○pm.					○Pre ○Post ○GAJ			
Notes									
	○am. ○pm.					○Pre ○Post ○GAJ			
Notes									
	○am. ○pm.					○Pre ○Post ○GAJ			
Notes									
	○am. ○pm.					○Pre ○Post ○GAJ			
Notes									
	○am. ○pm.					○Pre ○Post ○GAJ			
Notes									
	○am. ○pm.					○Pre ○Post ○GAJ			

> ....

Mois : ....
Année ....

Date	Heure	Pression sanguine SYS / DIA	/ Fréquence cardiaque	/ Fréquence respiratoire	/ Niveau d'oxygène	Sucre dans le sang /	Température °C / °F	/ Poids	Notes
	am. pm.	|				Pre Post GAJ			
Notes									
	am. pm.	|				Pre Post GAJ			
Notes									
	am. pm.	|				Pre Post GAJ			
Notes									
	am. pm.	|				Pre Post GAJ			
Notes									
	am. pm.	|				Pre Post GAJ			
Notes									
	am. pm.	|				Pre Post GAJ			
Notes									
	am. pm.	|				Pre Post GAJ			
Notes									
	am. pm.	|				Pre Post GAJ			
Notes									
	am. pm.	|				Pre Post GAJ			
Notes									
	am. pm.	|				Pre Post GAJ			
Notes									
	am. pm.	|				Pre Post GAJ			
Notes									
	am. pm.	|				Pre Post GAJ			
Notes									
	am. pm.	|				Pre Post GAJ			
Notes									
	am. pm.	|				Pre Post GAJ			
Notes									
	am. pm.	|				Pre Post GAJ			
Notes									
	am. pm.	|				Pre Post GAJ			

>

....

Mois : ....

Année : ....

Date	Heure	SYS / DIA Pression sanguine	/ Fréquence cardiaque	/ Fréquence respiratoire	/ Niveau d'oxygène	/ Sucre dans le sang	°C / °F Température	/ Poids	Notes
	○ am. ○ pm.					○ Pre ○ Post GAJ			
Notes									
	○ am. ○ pm.					○ Pre ○ Post GAJ			
Notes									
	○ am. ○ pm.					○ Pre ○ Post GAJ			
Notes									
	○ am. ○ pm.					○ Pre ○ Post GAJ			
Notes									
	○ am. ○ pm.					○ Pre ○ Post GAJ			
Notes									
	○ am. ○ pm.					○ Pre ○ Post GAJ			
Notes									
	○ am. ○ pm.					○ Pre ○ Post GAJ			
Notes									
	○ am. ○ pm.					○ Pre ○ Post GAJ			
Notes									
	○ am. ○ pm.					○ Pre ○ Post GAJ			
Notes									
	○ am. ○ pm.					○ Pre ○ Post GAJ			
Notes									
	○ am. ○ pm.					○ Pre ○ Post GAJ			
Notes									
	○ am. ○ pm.					○ Pre ○ Post GAJ			
Notes									
	○ am. ○ pm.					○ Pre ○ Post GAJ			
Notes									
	○ am. ○ pm.					○ Pre ○ Post GAJ			
Notes									
	○ am. ○ pm.					○ Pre ○ Post GAJ			
Notes									
	○ am. ○ pm.					○ Pre ○ Post GAJ			

Informations sur les médicaments

Date	Médicament	Notes

Informations sur les médicaments

Date	Médicament	Notes

Informations sur les médicaments

Date	Médicament	Notes

Informations sur les médicaments

Date	Médicament	Notes

Informations sur les médicaments

Date	Médicament	Notes

Notes

Notes

Notes

Notes

Notes

> ....

Mois : ....
Année ....

Date	Heure	Pression sanguine SYS / DIA	Fréquence cardiaque /	Fréquence respiratoire /	Niveau d'oxygène /	Sucre dans le sang	Température °C / °F /	Poids	Notes
	am. pm.					Pre Post GAJ			
Notes									
	am. pm.					Pre Post GAJ			
Notes									
	am. pm.					Pre Post GAJ			
Notes									
	am. pm.					Pre Post GAJ			
Notes									
	am. pm.					Pre Post GAJ			
Notes									
	am. pm.					Pre Post GAJ			
Notes									
	am. pm.					Pre Post GAJ			
Notes									
	am. pm.					Pre Post GAJ			
Notes									
	am. pm.					Pre Post GAJ			
Notes									
	am. pm.					Pre Post GAJ			
Notes									
	am. pm.					Pre Post GAJ			
Notes									
	am. pm.					Pre Post GAJ			
Notes									
	am. pm.					Pre Post GAJ			
Notes									
	am. pm.					Pre Post GAJ			
Notes									
	am. pm.					Pre Post GAJ			
Notes									
	am. pm.					Pre Post GAJ			

> ....

Mois : ....
Année ....

Date	Heure	Pression sanguine SYS / DIA	Fréquence cardiaque /	Fréquence respiratoire /	Niveau d'oxygène /	Sucre dans le sang /	Température °C / °F /	Poids	Notes
	○ am. ○ pm.					○ Pre ○ Post ○ GAJ			
Notes									
	○ am. ○ pm.					○ Pre ○ Post ○ GAJ			
Notes									
	○ am. ○ pm.					○ Pre ○ Post ○ GAJ			
Notes									
	○ am. ○ pm.					○ Pre ○ Post ○ GAJ			
Notes									
	○ am. ○ pm.					○ Pre ○ Post ○ GAJ			
Notes									
	○ am. ○ pm.					○ Pre ○ Post ○ GAJ			
Notes									
	○ am. ○ pm.					○ Pre ○ Post ○ GAJ			
Notes									
	○ am. ○ pm.					○ Pre ○ Post ○ GAJ			
Notes									
	○ am. ○ pm.					○ Pre ○ Post ○ GAJ			
Notes									
	○ am. ○ pm.					○ Pre ○ Post ○ GAJ			
Notes									
	○ am. ○ pm.					○ Pre ○ Post ○ GAJ			
Notes									
	○ am. ○ pm.					○ Pre ○ Post ○ GAJ			
Notes									
	○ am. ○ pm.					○ Pre ○ Post ○ GAJ			
Notes									
	○ am. ○ pm.					○ Pre ○ Post ○ GAJ			
Notes									
	○ am. ○ pm.					○ Pre ○ Post ○ GAJ			
Notes									
	○ am. ○ pm.					○ Pre ○ Post ○ GAJ			

>

Mois :........................
Année........................

Date	Heure	Pression sanguine SYS / DIA	/ Fréquence cardiaque	/ Fréquence respiratoire	/ Niveau d'oxygène	Sucre dans le sang /	Température °C/°F	/ Poids	Notes
	am. pm.					Pre Post GAJ			
Notes									
	am. pm.					Pre Post GAJ			
Notes									
	am. pm.					Pre Post GAJ			
Notes									
	am. pm.					Pre Post GAJ			
Notes									
	am. pm.					Pre Post GAJ			
Notes									
	am. pm.					Pre Post GAJ			
Notes									
	am. pm.					Pre Post GAJ			
Notes									
	am. pm.					Pre Post GAJ			
Notes									
	am. pm.					Pre Post GAJ			
Notes									
	am. pm.					Pre Post GAJ			
Notes									
	am. pm.					Pre Post GAJ			
Notes									
	am. pm.					Pre Post GAJ			
Notes									
	am. pm.					Pre Post GAJ			
Notes									
	am. pm.					Pre Post GAJ			
Notes									
	am. pm.					Pre Post GAJ			
Notes									
	am. pm.					Pre Post GAJ			

>
....

Mois :....................
Année....................

Date	Heure	Pression sanguine SYS / DIA	Fréquence cardiaque /	Fréquence respiratoire /	Niveau d'oxygène /	Sucre dans le sang /	Température °C / °F /	Poids	Notes
	○ am. ○ pm.	|				○ Pre ○ Post ○ GAJ			
Notes									
	○ am. ○ pm.	|				○ Pre ○ Post ○ GAJ			
Notes									
	○ am. ○ pm.	|				○ Pre ○ Post ○ GAJ			
Notes									
	○ am. ○ pm.	|				○ Pre ○ Post ○ GAJ			
Notes									
	○ am. ○ pm.	|				○ Pre ○ Post ○ GAJ			
Notes									
	○ am. ○ pm.	|				○ Pre ○ Post ○ GAJ			
Notes									
	○ am. ○ pm.	|				○ Pre ○ Post ○ GAJ			
Notes									
	○ am. ○ pm.	|				○ Pre ○ Post ○ GAJ			
Notes									
	○ am. ○ pm.	|				○ Pre ○ Post ○ GAJ			
Notes									
	○ am. ○ pm.	|				○ Pre ○ Post ○ GAJ			
Notes									
	○ am. ○ pm.	|				○ Pre ○ Post ○ GAJ			
Notes									
	○ am. ○ pm.	|				○ Pre ○ Post ○ GAJ			
Notes									
	○ am. ○ pm.	|				○ Pre ○ Post ○ GAJ			
Notes									
	○ am. ○ pm.	|				○ Pre ○ Post ○ GAJ			
Notes									
	○ am. ○ pm.	|				○ Pre ○ Post ○ GAJ			
Notes									
	○ am. ○ pm.	|				○ Pre ○ Post ○ GAJ			

> ....

Mois :....................
Année....................

Date	Heure	SYS / DIA	Pression sanguine	Fréquence cardiaque	Fréquence respiratoire	Niveau d'oxygène	Sucre dans le sang	Température °C / °F	Poids	Notes
	am. pm.	|					Pre Post GAJ			
Notes										
	am. pm.	|					Pre Post GAJ			
Notes										
	am. pm.	|					Pre Post GAJ			
Notes										
	am. pm.	|					Pre Post GAJ			
Notes										
	am. pm.	|					Pre Post GAJ			
Notes										
	am. pm.	|					Pre Post GAJ			
Notes										
	am. pm.	|					Pre Post GAJ			
Notes										
	am. pm.	|					Pre Post GAJ			
Notes										
	am. pm.	|					Pre Post GAJ			
Notes										
	am. pm.	|					Pre Post GAJ			
Notes										
	am. pm.	|					Pre Post GAJ			
Notes										
	am. pm.	|					Pre Post GAJ			
Notes										
	am. pm.	|					Pre Post GAJ			
Notes										
	am. pm.	|					Pre Post GAJ			
Notes										
	am. pm.	|					Pre Post GAJ			

> ....

Mois : ....

Année ....

Date	Heure	Pression sanguine SYS / DIA			Fréquence cardiaque /	Fréquence respiratoire /	Niveau d'oxygène /	Sucre dans le sang /	Température °C / °F /		Poids	Notes
	○am. ○pm.							○Pre ○Post GAJ				
Notes												
	○am. ○pm.							○Pre ○Post GAJ				
Notes												
	○am. ○pm.							○Pre ○Post GAJ				
Notes												
	○am. ○pm.							○Pre ○Post GAJ				
Notes												
	○am. ○pm.							○Pre ○Post GAJ				
Notes												
	○am. ○pm.							○Pre ○Post GAJ				
Notes												
	○am. ○pm.							○Pre ○Post GAJ				
Notes												
	○am. ○pm.							○Pre ○Post GAJ				
Notes												
	○am. ○pm.							○Pre ○Post GAJ				
Notes												
	○am. ○pm.							○Pre ○Post GAJ				
Notes												
	○am. ○pm.							○Pre ○Post GAJ				
Notes												
	○am. ○pm.							○Pre ○Post GAJ				
Notes												
	○am. ○pm.							○Pre ○Post GAJ				
Notes												
	○am. ○pm.							○Pre ○Post GAJ				
Notes												
	○am. ○pm.							○Pre ○Post GAJ				
Notes												
	○am. ○pm.							○Pre ○Post GAJ				

Informations sur les médicaments

Date	Médicament	Notes

Informations sur les médicaments

Date	Médicament	Notes

Informations sur les médicaments

Date	Médicament	Notes

Informations sur les médicaments

Date	Médicament	Notes

Informations sur les médicaments

Date	Médicament	Notes

Notes

Notes

Notes

Notes

Notes

> ....

Mois : ....
Année ....

Date	Heure	Pression sanguine SYS / DIA	Fréquence cardiaque	Fréquence respiratoire	Niveau d'oxygène	Sucre dans le sang	Température °C/°F	Poids	Notes
	○ am. ○ pm.					○ Pre ○ Post GAJ			
Notes									
	○ am. ○ pm.					○ Pre ○ Post GAJ			
Notes									
	○ am. ○ pm.					○ Pre ○ Post GAJ			
Notes									
	○ am. ○ pm.					○ Pre ○ Post GAJ			
Notes									
	○ am. ○ pm.					○ Pre ○ Post GAJ			
Notes									
	am. pm.					○ Pre ○ Post GAJ			
Notes									
	am. pm.					○ Pre ○ Post GAJ			
Notes									
	am. pm.					○ Pre ○ Post GAJ			
Notes									
	am. pm.					○ Pre ○ Post GAJ			
Notes									
	am. pm.					○ Pre ○ Post GAJ			
Notes									
	am. pm.					○ Pre ○ Post GAJ			
Notes									
	am. pm.					○ Pre ○ Post GAJ			
Notes									
	am. pm.					○ Pre ○ Post GAJ			
Notes									
	am. pm.					○ Pre ○ Post GAJ			
Notes									
	am. pm.					○ Pre ○ Post GAJ			
Notes									
	am. pm.					○ Pre ○ Post GAJ			

> ....

Mois : ....
Année ....

Date	Heure	Pression sanguine SYS / DIA	Fréquence cardiaque /	Fréquence respiratoire /	Niveau d'oxygène /	Sucre dans le sang /	Température °C / °F /	Poids	Notes
	○am. ○pm.					○Pre ○Post ○GAJ			
Notes									
	○am. ○pm.					○Pre ○Post ○GAJ			
Notes									
	○am. ○pm.					○Pre ○Post ○GAJ			
Notes									
	○am. ○pm.					○Pre ○Post ○GAJ			
Notes									
	○am. ○pm.					○Pre ○Post ○GAJ			
Notes									
	○am. ○pm.					○Pre ○Post ○GAJ			
Notes									
	○am. ○pm.					○Pre ○Post ○GAJ			
Notes									
	○am. ○pm.					○Pre ○Post ○GAJ			
Notes									
	○am. ○pm.					○Pre ○Post ○GAJ			
Notes									
	○am. ○pm.					○Pre ○Post ○GAJ			
Notes									
	○am. ○pm.					○Pre ○Post ○GAJ			
Notes									
	○am. ○pm.					○Pre ○Post ○GAJ			
Notes									
	○am. ○pm.					○Pre ○Post ○GAJ			
Notes									
	○am. ○pm.					○Pre ○Post ○GAJ			
Notes									
	○am. ○pm.					○Pre ○Post ○GAJ			
Notes									
	○am. ○pm.					○Pre ○Post ○GAJ			

>

Mois : ....
Année ....

Date	Heure	Pression sanguine SYS / DIA	Fréquence cardiaque /	Fréquence respiratoire /	Niveau d'oxygène /	Sucre dans le sang /	Température °C/°F	Poids /	Notes
	○ am. ○ pm.					○ Pre ○ Post GAJ			
Notes									
	○ am. ○ pm.					○ Pre ○ Post GAJ			
Notes									
	○ am. ○ pm.					○ Pre ○ Post GAJ			
Notes									
	○ am. ○ pm.					○ Pre ○ Post GAJ			
Notes									
	○ am. ○ pm.					○ Pre ○ Post GAJ			
Notes									
	○ am. ○ pm.					○ Pre ○ Post GAJ			
Notes									
	○ am. ○ pm.					○ Pre ○ Post GAJ			
Notes									
	○ am. ○ pm.					○ Pre ○ Post GAJ			
Notes									
	○ am. ○ pm.					○ Pre ○ Post GAJ			
Notes									
	○ am. ○ pm.					○ Pre ○ Post GAJ			
Notes									
	○ am. ○ pm.					○ Pre ○ Post GAJ			
Notes									
	○ am. ○ pm.					○ Pre ○ Post GAJ			
Notes									
	○ am. ○ pm.					○ Pre ○ Post GAJ			
Notes									
	○ am. ○ pm.					○ Pre ○ Post GAJ			
Notes									
	○ am. ○ pm.					○ Pre ○ Post GAJ			
Notes									
	○ am. ○ pm.					○ Pre ○ Post GAJ			

>

Mois : ....
Année ....

Date	Heure	Pression sanguine SYS / DIA	Fréquence cardiaque	Fréquence respiratoire	Niveau d'oxygène	Sucre dans le sang	Température °C / °F	Poids	Notes
	○ am. ○ pm.	/				○ Pre ○ Post ○ GAJ	/		
Notes									
	○ am. ○ pm.	/				○ Pre ○ Post ○ GAJ	/		
Notes									
	○ am. ○ pm.	/				○ Pre ○ Post ○ GAJ	/		
Notes									
	○ am. ○ pm.	/				○ Pre ○ Post ○ GAJ	/		
Notes									
	○ am. ○ pm.	/				○ Pre ○ Post ○ GAJ	/		
Notes									
	○ am. ○ pm.	/				○ Pre ○ Post ○ GAJ	/		
Notes									
	○ am. ○ pm.	/				○ Pre ○ Post ○ GAJ	/		
Notes									
	○ am. ○ pm.	/				○ Pre ○ Post ○ GAJ	/		
Notes									
	○ am. ○ pm.	/				○ Pre ○ Post ○ GAJ	/		
Notes									
	○ am. ○ pm.	/				○ Pre ○ Post ○ GAJ	/		
Notes									
	○ am. ○ pm.	/				○ Pre ○ Post ○ GAJ	/		
Notes									
	○ am. ○ pm.	/				○ Pre ○ Post ○ GAJ	/		
Notes									
	○ am. ○ pm.	/				○ Pre ○ Post ○ GAJ	/		
Notes									
	○ am. ○ pm.	/				○ Pre ○ Post ○ GAJ	/		
Notes									
	○ am. ○ pm.	/				○ Pre ○ Post ○ GAJ	/		

> ....

Mois : ....
Année ....

Date	Heure	SYS / DIA	Pression sanguine	Fréquence cardiaque	Fréquence respiratoire	Niveau d'oxygène	Sucre dans le sang	Température °C/°F	Poids	Notes
	am. pm.	|					Pre Post GAJ			
Notes										
	am. pm.	|					Pre Post GAJ			
Notes										
	am. pm.	|					Pre Post GAJ			
Notes										
	am. pm.	|					Pre Post GAJ			
Notes										
	am. pm.	|					Pre Post GAJ			
Notes										
	am. pm.	|					Pre Post GAJ			
Notes										
	am. pm.	|					Pre Post GAJ			
Notes										
	am. pm.	|					Pre Post GAJ			
Notes										
	am. pm.	|					Pre Post GAJ			
Notes										
	am. pm.	|					Pre Post GAJ			
Notes										
	am. pm.	|					Pre Post GAJ			
Notes										
	am. pm.	|					Pre Post GAJ			
Notes										
	am. pm.	|					Pre Post GAJ			
Notes										
	am. pm.	|					Pre Post GAJ			
Notes										
	am. pm.	|					Pre Post GAJ			

> ....

Mois : ....
Année ....

Date	Heure	Pression sanguine SYS / DIA	Fréquence cardiaque	Fréquence respiratoire	Niveau d'oxygène	Sucre dans le sang	Température °C / °F	Poids	Notes
	○am. ○pm.	/				○Pre ○Post GAJ	/		
Notes									
	○am. ○pm.	/				○Pre ○Post GAJ	/		
Notes									
	○am. ○pm.	/				○Pre ○Post GAJ	/		
Notes									
	○am. ○pm.	/				○Pre ○Post GAJ	/		
Notes									
	○am. ○pm.	/				○Pre ○Post GAJ	/		
Notes									
	○am. ○pm.	/				○Pre ○Post GAJ	/		
Notes									
	○am. ○pm.	/				○Pre ○Post GAJ	/		
Notes									
	○am. ○pm.	/				○Pre ○Post GAJ	/		
Notes									
	○am. ○pm.	/				○Pre ○Post GAJ	/		
Notes									
	○am. ○pm.	/				○Pre ○Post GAJ	/		
Notes									
	○am. ○pm.	/				○Pre ○Post GAJ	/		
Notes									
	○am. ○pm.	/				○Pre ○Post GAJ	/		
Notes									
	○am. ○pm.	/				○Pre ○Post GAJ	/		
Notes									
	○am. ○pm.	/				○Pre ○Post GAJ	/		
Notes									
	○am. ○pm.	/				○Pre ○Post GAJ	/		
Notes									
	○am. ○pm.	/				○Pre ○Post GAJ	/		

Informations sur les médicaments

Date	Médicament	Notes

Informations sur les médicaments

Date	Médicament	Notes

Informations sur les médicaments

Date	Médicament	Notes

Informations sur les médicaments

Date	Médicament	Notes

Informations sur les médicaments

Date	Médicament	Notes

Notes

Notes

Notes

Notes

Notes